TRAITÉ

SUR LA

GUÉRISON DU BÉGAIEMENT.

Paris. — Imprim. de Ad. Lainé et J. Havard, rue des Saints-Pères, 19.

TRAITÉ

SUR LA

GUÉRISON DU BÉGAIEMENT

ET

DE TOUTES LES DÉFECTUOSITÉS

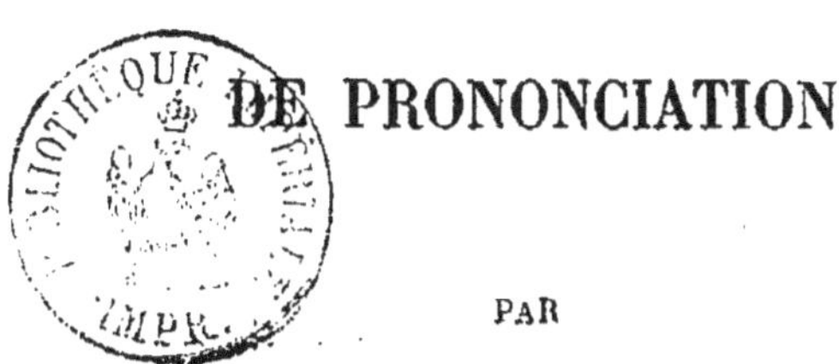

DE PRONONCIATION

PAR

Mme HENRIETTE PAVID.

PARIS

AUGUSTE DURAND, LIBRAIRE-ÉDITEUR

RUE DES GRÈS, 7.

Chez l'auteur, quai Voltaire, 9.

1864.

INTRODUCTION.

Avant de commencer ce petit traité, je crois devoir faire connaître ce qui m'a suggéré l'idée de m'occuper de la guérison du bégaiement, et ce qui m'a donné là confiance d'émettre mes idées à ce sujet. Après avoir souffert moi-même de cette infirmité pendant un grand nombre d'années (j'ai commencé à bégayer à quatre ans), j'en ai été guérie radicalement à l'aide du traitement que je me propose d'exposer dans cet abrégé.

Un savant allemand, qui, après trente ans de travail et de recherches, a découvert un moyen infaillible de guérison, m'a fait suivre sa méthode, et je me suis mise à même de l'appliquer sur toute personne atteinte de cette maladie.

J'ai pu me convaincre par les expériences que j'ai faites, tant sur moi que sur d'autres, que cette infirmité n'est point incurable, ainsi qu'on le croit généralement.

Mon bégaiement était porté au plus haut degré et avait résisté jusqu'à cette dernière découverte à tous les genres de traitement. Dieu ayant béni ces recherches et permis que j'en ressentisse un si grand bienfait, je me suis crue tenue de payer ma dette à l'humanité, en me vouant à mon tour à la guérison des bègues.

CAUSES ET ORIGINE DU BÉGAIEMENT.

D'après les recherches qui ont été faites jusqu'à ce jour, sur les causes et l'origine du bégaiement, il a été reconnu que les bègues le sont d'ordinaire dès l'âge de quatre à sept ans. Cette infirmité les atteint à la suite d'une maladie, ou plus généralement d'une frayeur. L'organisation nerveuse de l'enfant est naturellement faible, et l'on conçoit qu'une peur, une émotion quelconque, doit avoir sur ces petits êtres une conséquence funeste. La parole d'un enfant de quatre, sept et même neuf ans, n'ayant pas encore atteint sa fermeté, il est aisé à comprendre que ce frêle organe est facilement altéré.

Je suppose un enfant qui n'a jamais bégayé ; il veut énoncer une idée, dans le même instant il est interrompu par une surprise, une frayeur, il est frappé, il s'arrête, il hésite, et de ce moment il bégaie. Je ne saurais trop déplorer, après en avoir vu de si tristes effets, la tendance qu'ont les bonnes, et quelquefois même les parents, à punir les enfants pour de légères fautes.

J'ai connu deux jeunes gens de seize à dix-huit ans, tous deux bien élevés, de bonnes familles, devant occuper un rang dans la société, et atteints d'un bégaiement porté à un degré qui les rendait incapables de se faire une carrière. L'un d'eux était devenu bègue à la suite d'une demi-journée passée dans une chambre noire, en expiation d'une faute d'enfant, de bien peu d'importance sans doute; l'autre avait été menacé par son père d'une punition si rigide que l'effroi qu'il en ressentit le fit bégayer instantanément.

On pourrait citer un bien grand nombre d'exemples pareils à ceux-ci.

Du moment que l'enfant perd le pouvoir de s'énoncer avec facilité, il fait des efforts pour articuler des sons qui auparavant sortaient d'eux-mêmes. Ces efforts l'irritent, il peut toujours moins articuler, et son bégaiement se déclare. Chez quelques enfants doués d'une force physique extraordinaire, le bégaiement diminue, et quelquefois même se perd presque entièrement avec l'âge, mais ce cas est très-rare.

Chez la plupart des bègues, l'infirmité ne fait qu'augmenter avec les années, en raison de l'irritabilité des nerfs, qui devient de plus en plus forte, étant excitée par le bégaiement, qui oblige le malade à des efforts toujours croissants et continuels. De là, il résulte que le bégaiement est bien une maladie nerveuse quant à l'origine, mais je suis loin d'admettre l'avis général, qui se traduit par ces mots : « Guérissez vos nerfs, et votre bégaiement disparaîtra, » c'est une grande erreur. Essayez de guérir les nerfs d'un bègue, vous n'y parviendrez pas aussi longtemps qu'il bégaie; délivrez-le de son bégaiement, ses nerfs seront guéris.

L'infirmité du bégaiement donne à celui qui en est atteint une crainte qu'il ressent au moment de prononcer tel ou tel mot; l'idée qu'il ne pourra pas s'énoncer s'empare de lui avec une telle force, que cette crainte augmente toujours plus, et devient un véritable effroi qui le rend incapable d'articuler.

Une chose à observer chez les bègues, et l'on peut faire cette observation sur chacun d'eux, c'est que leur bégaiement est très-intermittent. Vous n'en rencontrerez pas un, même celui dont cette affection serait portée au plus haut degré, qui ne compte des jours où il a peu ou pas souffert de son infirmité; c'est une preuve incontestable que l'opinion, quelque fois émise, que le bégaiement est un défaut organique, est complétement fausse. Car, si tel était le cas, le bègue ne serait pas plus capable de prononcer un son aujourd'hui qu'il n'a pu le prononcer hier, et il ne pourrait pas mieux le prononcer demain; tandis que ce qu'il n'a pu dire hier, il le dit parfaitement aujourd'hui; demain ce même mot, cette même phrase lui fera éprouver de grandes difficultés, et ainsi de suite.

IDÉE

SUR LE MANQUE DE LIEN ENTRE LA PENSÉE

ET LES ORGANES DE LA PAROLE.

Quelques-uns des professeurs et des docteurs qui se sont occupés à rechercher l'origine du bégaiement, disent qu'une des causes, et même que la principale cause de cette affection, est un manque de lien entre la pensée et les organes de la parole. D'après mes expériences je crois pouvoir combattre cette idée, sans vouloir cependant faire prévaloir mon opinion, que je base sur ce qu'un bègue à qui vous direz qu'il n'a pas les idées claires répondra, avec raison, que ses idées sont en parfait bon ordre, que son cerveau a toute sa clarté, et se trouve dans la meilleure intelligence avec les organes de sa pa-

role. Seulement, ces derniers étant devenus incapables de remplir leurs fonctions, par les raisons
que j'ai données plus haut, il ne peut énoncer ses
idées quoiqu'elles soient parfaitement nettes.

MÉTHODE DE TRAITEMENT.

Après avoir démontré l'origine et les causes du bégaiement, autant que me le permettait mon ignorance en science médicale, je vais développer la manière de le guérir en faisant connaître ma méthode de traitement. (Gymnastique de la parole.)

Après toutes les discussions, tant médicales que scientifiques, qui ont eu lieu à ce sujet, et tous les essais de guérison qui ont été faits, on ne peut citer que bien peu de résultats satisfaisants, et je n'en ai pas connu de durables.

On a souvent entrepris de combattre cette affection; un grand nombre de médecins ont prodigué leurs soins aux malheureux qui en sont atteints, et tous ont dû ou doivent reconnaître, au peu de succès de leurs efforts, qu'il faut, pour guérir cette infirmité, autre chose que des moyens médicaux. Il a fallu de longues années de recherches et d'expériences pour arriver à posséder un moyen de guérir radicalement le bègue et le garantir de toute rechute. Ce moyen existe, il est clair et simple pour tous les bègues qui l'ont étudié et mis en pratique.

Le commencement du traitement consiste à rendre, par des exercices gymnastiques de la parole, la respiration du patient forte et régulière, et l'articulation de chaque son bien prononcée, et bien distincte; puis, à l'aide du bâton de mesure, l'élève s'habitue à dire les lettres, les syllabes, les mots et enfin les phrases correctement. Au bout d'un certain temps, le bâton de mesure est mis de côté, et l'élève suit ses exercices sans autre secours que celui de l'attention du maître. Ce n'est qu'à la fin de tous ces exercices préparatoires que le patient est en état de faire ou d'appliquer le « *moyen* » qui peut seul empêcher toute hésitation, et garantir sa guérison complète. Il finit par l'appliquer, ce « moyen », avec une si grande facilité que l'ordre succède au désordre de la parole, et qu'une rechute pour lui n'est plus possible.

Un des défauts qui constituent l'affection du bégaiement est un vice de respiration. Le bègue ne respire pas à propos, ou, si l'inspiration s'opère dans le moment voulu, il ne sait pas ménager sa respiration pour toute la durée de la phrase qu'il doit dire. Les efforts qu'il fait habituellement pour énoncer le premier son d'un mot absorbent sa respiration en totalité, ou en grande partie, et, lorsque enfin il parvient à articuler ce son, il n'a plus de souffle, et est incapable de terminer la phrase ou le mot commencé. Je regarde donc la respiration comme un point très-important du traitement, et tous les exercices se font en régularisant la sortie de l'air de la poitrine, et en observant minutieusement la manière, le moment et la durée de l'expiration.

Tous les genres de bégaiement ne sont pas les mêmes, me dira-t-on. C'est vrai. Mais tous, ayant la même origine et provenant de la même cause, seront guéris par le même moyen. Seulement, je fais quelque différence dans la manière d'appliquer ma méthode, suivant le caractère du bègue, ses dispositions et le degré d'intensité de son mal.

Pour obtenir un succès complet de ce traitement, il est nécessaire de prendre les sons dans leur racine, de bien connaître la position de la bouche et de la langue propre à chaque lettre, qu'elle soit labiale, dentaire, denti-labiale, linguale, gutturale.

Ces différents mouvements doivent se faire avec le plus grand soin, et les exercices s'exécuter dans toutes les directions de la voix, en observant toujours l'extension de chaque son.

L'élévation graduelle et complète, ou essor de la

voix, l'abaissement graduel et complet et la circon-
flexion de la voix, sont une étude longue et assez
difficile pour le bègue, qui bien rarement peut
faire prendre à son organe l'inflexion propre à don-
ner de la clarté et de la force à l'énonciation de sa
pensée.

L'accent, la quantité, le rhythme, sont aussi particulièrement observés dans cette méthode. Car il ne
suffit pas que le bègue parvienne à parler sans bégayer : il faut que, tout en se guérissant de son infirmité, il apprenne à s'exprimer d'une manière cor-
recte et facile.

Tous les défauts de prononciation, tels que mol-
lesse d'articulation, zézayement, bredouillement, etc.,
disparaissent entièrement par l'emploi de cette
méthode.

La durée de ce traitement ne peut être fixée,
puisqu'elle dépend des dispositions autant morales
que physiques du patient. Plus un bègue aura souffert de son infirmité et se sera senti arrêté dans sa
carrière par cette affection de la parole, plus il appor-
tera de zèle et de persévérance à s'en délivrer, ce qui
facilitera d'autant plus l'application du traitement sur
lui. Les tempéraments les plus vifs comme les plus
lymphatiques peuvent être enclins à cette maladie.

Le bègue dont l'intelligence est vive et l'imagi-
nation active comprendra évidemment ma méthode
avec plus de facilité, et parviendra à appliquer mon

moyen plus vite que le bègue qui est moins doué. Mais cette différence ne nuit nullement au résultat, ce n'est qu'une question de temps.

Dans un ouvrage traitant du bégaiement, qui a paru l'année dernière, l'auteur insiste d'une manière toute particulière sur ce que le bègue doit avoir recours aux mouvements des différentes parties du corps. Il fait emprunter aux gestes le moyen d'obtenir l'émission des sons et la régularisation des syllabes ; en cela il diffère complétement de ma méthode curative du bégaiement, qui n'admet aucun moyen de guérison radicale, autre que celui que j'ai expliqué plus haut, et qui met le bègue en état de s'exprimer avec clarté, précision et mesure sans le secours d'aucun de ses membres. Ce sont les agents de la parole qui, seuls, doivent remplir toutes les fonctions de l'énonciation des sons, et rétablir l'ordre de la parole complétement détruit.

Les défauts de prononciation de telle ou telle lettre sont très-fréquents chez les enfants, ainsi que chez les adultes. Combien de jeunes gens sont obligés de renoncer à leurs études pour un manque de bonne prononciation ! Je ne saurais trop réveiller l'attention sur ce mal et insister sur la nécessité de leur faire suivre cette méthode, pour les délivrer d'une défectuosité de langage qui bien souvent ne fait qu'augmenter avec l'âge.

Les heureux résultats déjà obtenus viennent à

l'appui de ce que j'avance sur l'efficacité de cette méthode, qui ne tardera pas, j'espère, à être adoptée et reconnue comme la seule qui jusqu'à présent ait obtenu une guérison sans rechute.

Je serais heureuse de répandre cette méthode autant qu'il est en mon pouvoir, et de prodiguer mes soins à ceux qui souffrent de cette infirmité.

Je n'ai encore donné que des séances particulières, mais je serais toute disposée à ouvrir une classe spéciale destinée aux bègues pauvres. Dans ce cas, l'entreprise deviendrait évidemment d'utilité publique et aurait besoin de l'appui et de l'entremise du Gouvernement, dont la sollicitude se porte si particulièrement sur l'instruction et le bien-être des classes laborieuses.